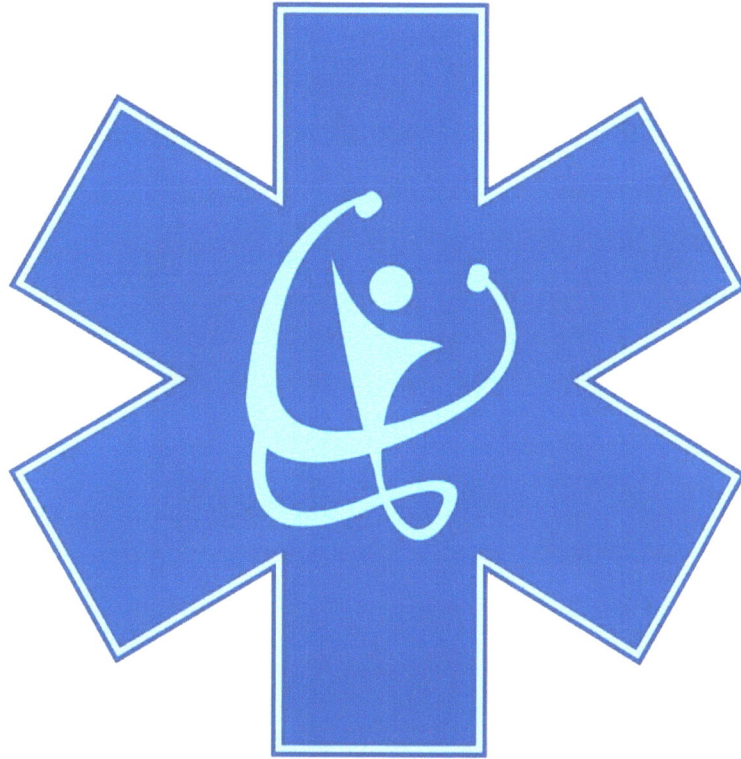

أكاديمية العلوم الصحية

Academy of Health Sciences

Neonatal traumatic brachial neuropathy

Prepared by: Oqba Alahmad

Academy of Health Sciences

Academy of Health Sciences

Oqba Alahmad

www.hsacademy.org

info@hsacademy.org

ISBN 13: 9784598303057

ISBN 10: 4598303050

(Neonatal traumatic brachial neuropathy)

(إعتلال الضفيرة العضدية الرضي الولادي)

لمحة تشريحيــــــــــــة :

تتشكل الضفيرة العضدية في المثلث الخلفي للعنق من إتحاد الفروع الأمامية للأعصاب الشوكية الرقبية الخامس والسادس والسابع والثامن والصدري الأول

حيث يشكل كل من :

يشكلان الجـذع العلوي C6وC5

يشكل الـجذع المتوسـطC7

يشكل الجــذع السفــلي T1و C8

وبدوره ينقسم كل جــذع إلة إنقسامين خلفي وأمامي تجتمع الإنقسامات الخلفية للجذوع الثلاثة ليكشلوا الحبــل الخلفــي

والإنقسامان الأماميان للجذع العلوي والمــتوسط ليشكلان الحبل الوحشــي والإنقسام الأمامي للجذع السفلي يشكل الحبل الأنسي

ومن هذه الحبــال تصـــدر الأعصـــاب التاليـــة :

أولاً : الحبـــل الوحشي :

-العصب الجلدي العضدي
-العصب الإبطي
-العصب الوحشي للعصب الناصف
العصب الصدري الوحشي

ثـــانيـاً : الحبل الخلــفي :

-الصعب الكعبري
-العصب الصدري الظهري
-العصبان تحت الكتف العلوي والسفلي

ثـــالـــثاً : الحبل الأنسي :

-الجذر الأنسي للعصب الناصف
-العصب الزندي
-العصـــب الصدري الأنسي
-العصب الجلـدي الساعدي الأنسي -العصب الجلدي العضدي الأنسي

ونلاحظ عصبـين يتـفرعان من الجــذور هــم :
العــصب الصدري الطويل من الجذور :C5-6-7
عصـــب ظـــهر الكتـــف : C5

ونلاحـظ عصبــين يتفــرعان من الجــذوع :

العصـــب تحت الترقـوة : من الجــذع العلـــوي
العـــــصب فوق الكـــتف : من الجـــــذع العـــلوي

مـــــــــدخـــــــــل :

مضاعفات ولادة الأطفال تحدث يومياً و يعود السبب لكون عملية الحمل والولادة معقدتان جداً والقرار الطبي الغير ملائم يمكن أن ينتج عنه إصابات عديدة على الوليد ومنها شلل إرب وهي أكثر الإصابات مشاهدة ...

ماالذي يسبب شلل إرب ؟

يمكن القول أن طفل أو طفلان في كل ألف طفل يتعرضون إلى إصابة الضفيرة العضدية (شلل إرب) أثناء الولادة .وبالرغم من أن إصابة الضفيرة العضدية (شلل إرب) يمكن أن تحدث في أي وقت إلا أن معظمها يقع أو يحدث أثناء الولادة ، فأثناء توتر ولادة الطفل يعلق كتفه خلف عظمة التصاق العانة (جزء من عظمة الحوض) و يتمدد نتيجة إستمرار الشد للخارج .

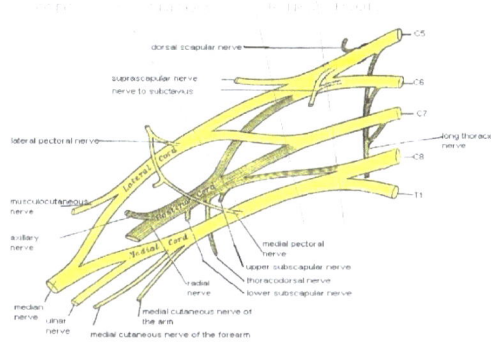

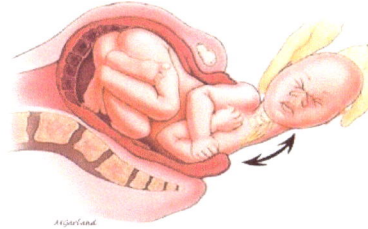

فعندما يعلق الكتف بهذه الطريقة يحدث انضغاط للضفيرة العضدية أو تتمدد أو ربما تتمزق.

فالإصابة يمكن أن تكون لدى مختلف الأطفال وأكثر الأطفال عرضة للإصابة هم أطفال الأوزان الكبيرة ، كما ان الأطفال المولودون بالمقعدة (الطفل المقلوب) معرضون اكثر للإصابة فهذا الوضع يؤدي إلى مط الكتف مما يتسبب في حدوث الأذى بالأعصاب .

هنـــــــاك 4 أنواع لإصابة الضفيرة العضــــــدية :

1-إصابات الضغــــــــط (stretch)

حيث تختلف درجة الإصابة تبعاً لقوة التمدد الحاصل فينتج انضغاط للعصب نتيجة الورم والكدمة الناتجة عن انحباس الكتف . هذا النوع من الإصابات يعتبر الأقل خطورة من الإصابات الأخرى وعادة يتعافى خلال مدة تتراوح سنة إلى سنتين مع استعادة الوظيفة كاملا .

2-إصابات الورم العصبي :(Neuroma)

حيث تؤدي الندبـــه المتشكـلة إلى الضغــط على الصعب وهذه الإصابة تستلزم التدخل الجراحي ...

3-إصابات التمزق(Rapture)

وتشمل تمزق العصب في عدة أماكن وتتطلب التدخل الجراحي والعلاج الطبيـعي لاستعادة الوظيفة ...

4- إصابات الخلع (Avulsion) :

حيـث تؤدي إلى سحب الجذور العصبية من النخاع الشوكي وهذا النوع من الإصابة هو أشد أنواع الإصابة خطورة ويحتاج إلى جراحة دقيقة جداً لإسترجاع الوظيفه ..

معظم إصابات الضفيرة العضدية عادة تكون طفيفة وأكثرها يتعافى في مدة تتراوح ما بين 3 – 4 شهور .

والإصابات الشديدة قد تتعافى في فترة تتراوح 18 – 24 شهر .

فالعلاج الطبيعي أثناء هذه الفترة ضروري جدا للمحافظة عل مرونة المفاصل والعضلات ومسار الحركة الطبيعية لكل مفاصل الذراع .

فالتمارين والحركة و إستخدام التـنبيه الكهـربائي _ لم يثبت فعاليته في هذه الإصابة لكن يمكن إستخـدامه للمحافظة على القوة العضلية لدى البالغين

ما هي العلاجات المقاومة للإصابة ؟

من الضروري جدا البدء بالعلاج بأسرع وقت ممكن وذلك من خلال الخبراء بعلاج هذه الإصابات .

فالعلاج المبكر لإصابات الضفيرة العضدية يعطي الفرصة الكبرى للشفاء ويتضمن العلاج الطبيعي والعلاج الوظيفي حيث يلعب العلاج الطبيعي دوراً هاماً في استعادة الحركة والوظيفة الطبيعية للعضو المصاب . ويعمل أيضا على منع التقفعات والتيبسات التي قد تحصل للعضلات والمفاصل والمحافظة عليها مرنة .

ولتـــــميز الإصابات عند الأطفـــال ... هناك مستوين لإصابة الضفيـره العضدية فالأذيات التي تصيب الجذور العلوية تسمى:

شلل إرب دوشن Erb and duchenne

والأذيات التي تصيب الجـذور السفـلية تسمى :

شلل كلومبـكه Klumpke

ومن النادر أن تصاب الجذور السفلية بشكل منفرد ففي 88% من الحالات يكون الشلل في الجذور الرقبية من الخامس إلى السابع ... وفي 12% يكون شلل ضفيرة عضدية كامل ... وفي 8% تكون الأذية ثنائية الجانب ...

وضعـــــية الطرف المصاب :

وللطرف المصاب شكل نموذجي يعكـس إصابة العضلات الدانية للطرف العلوي حيث تكون الذراع في وضـــعية تدوير بإتجاه الداخل عند مستوى مفصل الكتف ...

الســاعد تكون ممدودة وفي وضعية الكب على مستوى مفصل المرفق ... بحيث تتجه الأصابع المعطوفة بإتجاه الخلف بسبب بسبب ضعف القدرة على بسط المعصم ... وتكون الأصابع في وضعية الإطباق كما في الصورة :

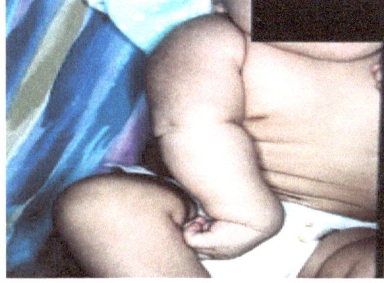

العلاج الطبيعي

إذا كان الطفل لا يستطيع أن يستخدم عضلات ذراعه ويده فهذه العضلات تضمر و ستبقى ضعيفة ،و الذراع قد لا ينمو طبيعيا، وقد تشعر بتصلب في بعض العضلات والمفاصل فبالتالي يصبح الذراع متجمد لعدم حركته ,

فالتمارين الحركية وهي الأهم و التنبيه الكهربائي (ويستخدم فقط في الحالات المتقدمة والمتأخرة) تعمل للمحافظة على مرونة المفاصل والعضلات وتنبيه الأعصاب وعندما تتحسن الأعصاب و تبدأ بالعمل ستكون العضلات والمفاصل جاهزة للعمل أيضا .

هذا يتم بالخطة العلاجية التي يقدمها المعالج الفيزيائي من بداية الإصابة ويقدم للأباء والأمهات الطرق الصحيحة لكيفية استكمال العلاج بالمنزل وذلك باستخدام التمارين العلاجية التي ينصح أخصائيو العلاج الطبيعي عادة بعملها وتطبيقها خلال 3 فترات باليوم ولعدة سنوات .

ومن فوائد تمارين لدى الحركي :

1- زيادة الإحساس و ذلك نتيجة تحسن الوعي الحسي و التوصيل العصبي

2- زيادة القوة العضلية

3- زيادة المرونة للمفاصل ومنع حدوث أي تقفعات ...

تمارين خاصة بشلل إرب ... شلل الظفيرة العضدية :

تطــبق جميع التمارين بلطف وحذر شديد ويمكن اختيار الوضع المريح لطفلك سواء كان ظهره او جنبه او جالس.

- قم بتثبيت مفاصل الطفل اثناء اداء التمارين العلاجية بإحدى اليدين واليد الثانية للقيام بالتمارين
- لاحظ اي تعابير على وجه الطفل أثناء التمرينات العلاجية ربما تكون هذه التمارين مؤلمة

وأعطه فترات من الراحة للطفل بين التمارين لكي لايمل وإعدها بوضعيات مختلفة.

- قم بكل حركة من 10 إلى 15 مرة حتى تشعر بمقاومة من الطفل حينها حافظ على الوضع لمدة 30 ثانية .

- لا تضغط عند نهاية الحركة لكي لاتتسبب في عمل شد او إطالة

- يجـــب ان تكون هذه التمارين جزء روتيني من حياتك مثل إرضـــاع الطفل والعناية بنظافته .

- لابد من مراجعة هذه التمارين العلاجية مع اخصائي العلاج الطبيعي كل شهر مرة

او في حالة ان الطفل اظهر انزعاج منها

- قم بالتمارين بجو من المرح وعدم الملل للطفل كإحاطته بألعابه .

التمارين التي ينصح بإتباعها ... :

التمرين الأول :

Shoulder flexion

قم بتثبيت الكتف بأحد اليدين لمنع أي حركة فيه وباليد الأخرى امسك مفصل الرسغ (اليد) كما موضح بالشكل

إبدأ برفع الذراع للأعلى بلطف إلى أن يصبح مستوى اليد أعلى من الرأس مع المحافظة على إستقامة مفصل المرفق .

ثم قم بإنزال الذراع لأسفل بلطف وكرر هذه الحركة 10 مرات .

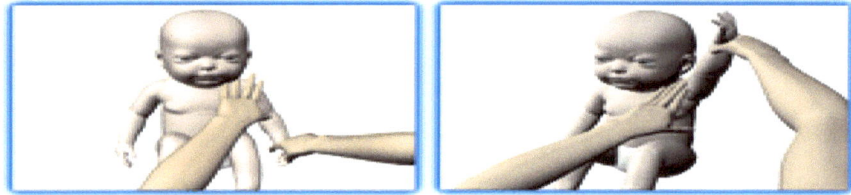

التمرين الثاني :

Shoulder abduction

قم بتثبيت مفصل الكتف بأحد اليدين لمنع أي حركة فيه وباليد الأخرى إمسك الذراع أعلى من مفصل الرسغ كما في الشكل .

وإبدأ بسحب الذراع بعيدا عن الجسم حتى تصل إلى زاوية 90 درجة مع ملاحظة إتجاه الإبهام للأعلى .

ثم أعد الذراع إلى مكانه الطبيعي ملاصقاً للجسم .

وكرر هذا التمرين 10 مرات .

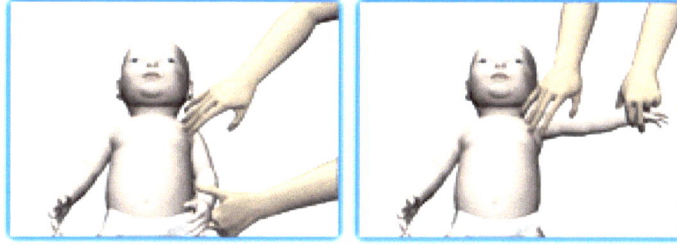

SHOULDER ABDUCTION

التمرين الثالث :

Shoulder rotation

قم بتثبيت الكتف بأحد اليدين لمنع أي حركة فيه وباليد الأخرى إمسك الذراع عند مفصل الرسغ (اليد) كما في الشكل .

هذه الحركة للقيام بدوران مفصل الكتف : حيث نقوم بحركة دائريه تبدأ من أعلى وتنتهي على صدر الطفل .

ثم نعود بحركة عكسية إلى أن تصل إلى الوضع البدائي , كرر هذا التمرين 10 مرات

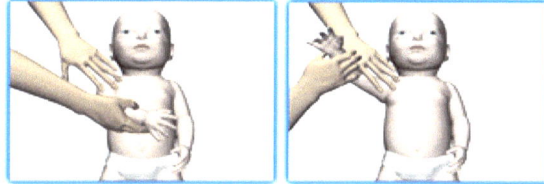

SHOULDER ROTATION

التمرين الرابع :

Forearm supination and pronation

قم بتثبيت الذراع من جهة العضد لمنع أي حركة فيه وباليد الأخرى إمسك يد الرضيع كما في الشكل .

قم بلف اليد لتصبح راحة الكف متجهه أعلى قم لف اليد لأسفل لتصبح راحة الكف متجهه للأسفل .

كرر التمرين 10 مرات

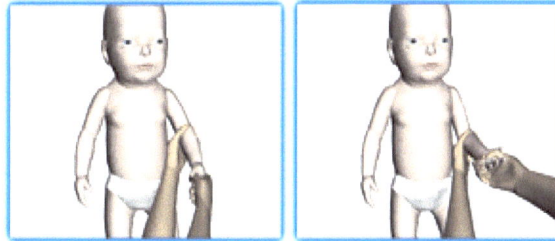

FOREARM SUPINATION AND PRONATION

التمرين الخامس :

Elbow flexion and extention

قم بتثبيت الذراع بأحد اليدين لمنع أي حركة بالكتف وباليد الأخرى إمسك مفصل الرسغ (اليد) كما في الشكل .

ثم إبدأ بثني الذراع للنهاية وبلطف ثم مد الذراع لوضع البدايه .

كرر التمرين 10 مرات .

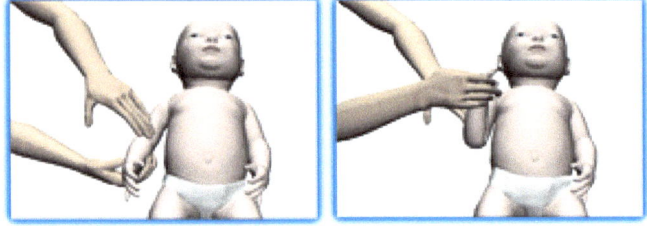

التمرين السادس :

Wrist abduction and adduction

قم بتثبيت الذراع بأحد اليدين وباليد الأخرى إمسك بيد الطفل كما في الشكل .

حرك مفصل الرسغ (اليد) للجانبين اليمين واليسار .

كذلك قم بعمل تمرين آخر بنفس الوضع السابق حيث نقوم بتحريك مفصل الرسغ للأعلى والأسفل .

كرر التمرين 10 مرات

WRIST ABDUCTION AND ADDUCTION

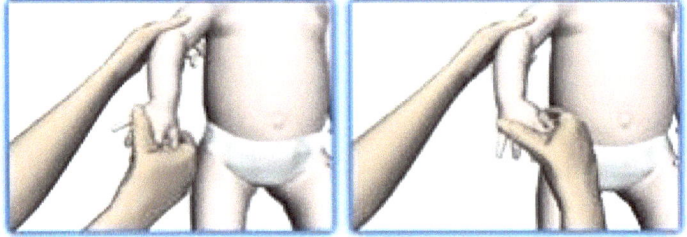

التمرين السابع :

Finger flexion and extention

قم بتثبيت مفصل الرسغ (اليد) بأحد اليدين وباليد الأخرى إمسك أصابع الطفل كما في الشكل .

قم بعمل حركة ثني ومد للأصابع .

كرر التمرين 10 مرات

FINGER FLEXION AND EXTENSION

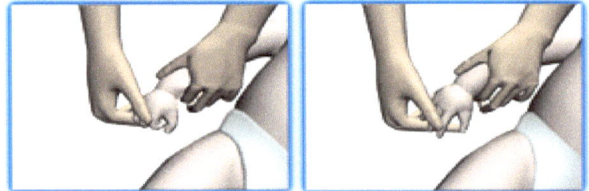

التمرين الثامن :

إمسك بيد الطفل مستقيمة مع المحافظة على راحة الكف مفتوحة قم بعمل حركة تباعد للأصابع ثم قم بضمهم مرة أخرى .

وبهــــذه التمرين وباستمراريتها والمحافظة على تكرارها من قبل الأهل بمتابعة المعالج الفيزيائي نتوصل إلى نتائج بإذن الله ...

(Neonatal traumatic brachial neuropathy)

(إعتلال الضفيرة العضدية الرضي الولادي)

لمحة تشريحــــية :

تتشكل الضفيرة العضدية في المثلث الخلفي للعنق من إتحاد الفروع الأمامية للأعصاب الشوكية الرقبية الخامس والسادس والسابع والثامن والصدري الأول

حيث يشكل كل من :

يشكلان الجـذع العلوي C6وC5

يشكل الـجذع المتوسـطC7

يشكل الجـذع السفـلي T1وC8

وبدوره ينقسم كل جـذع إلة إنقسامين خلفي وأمامي تجتمع الإنقسامات الخلفية للجذوع الثلاثة ليكشلوا الحبـل الخلفـي

والإنقسامان الأماميان للجذع العلوي والمـتوسط ليشكلان الحبل الوحشـي والإنقسام الأمامي للجذع السفلي يشكل الحبل الأنسي

ومن هذه الحبـال تصــدر الأعصاب التاليـة :

ثـانيــاً : الحبل الخلفـي :	أولاً : الحبـل الوحشي :
-الصعب الكعبري	-العصب الجلدي العضدي
	-العصب الإبطي
-العصب الصدري الظهري	-العصب الوحشي للعصب الناصف
-العصبان تحت الكتف العلوي والسفلي	-العصب الصدري الوحشي

ثالــثأ : الحبل الأنسي :
-الجذر الأنسي للعصب الناصف
-العصب الزندي
-العصـب الصدري الأنسي
-العصب الجلدي الساعدي الأنسي   -العصب الجلدي العضدي الأنسي

ونلاحظ عصبــين يتــفرعان من الجــذور هــم :
العــصب الصدري الطويل من الجذور :C5-6-7
عصــب ظــهر الكتــف : C5

ونلاحظ عصبــين يتفــرعان من الجــذوع :
العصـــب تحت الترقــوة : من الجـــذع العلـــوي
العـــصب فوق الكــتف : من الجـــذع العـــلوي

مـــــدخـــــل :

مضاعفات ولادة الأطفال تحدث يومياً و يعود السبب لكون عملية الحمل والولادة معقدتان جداً والقرار الطبي الغير ملائم يمكن أن ينتج عنه إصابات عديدة على الوليد ومنها شلل إرب وهي أكثر الإصابات مشاهدة ...

ماالذي يسبب شلل إرب ؟

يمكن القول أن طفل أو طفلان في كل ألف طفل يتعرضون إلى إصابة الضفيرة العضدية (شلل إرب) أثناء الولادة .وبالرغم من أن إصابة الضفيرة العضدية (شلل إرب) يمكن أن تحدث في أي وقت إلا أن معظمها يقع أو يحدث أثناء الولادة ، فأثناء توتر ولادة الطفل يعلق كتفه خلف عظمة التصاق العانة (جزء من عظمة الحوض) و يتمدد نتيجة إستمرار الشد للخارج .

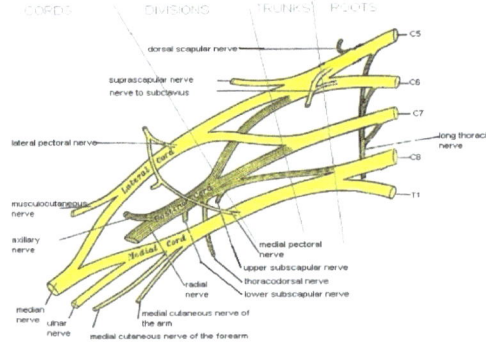

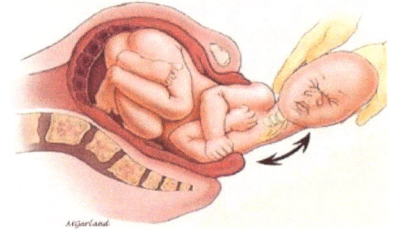

فعندما يعلق الكتف بهذه الطريقة يحدث انضغاط للضفيرة العضدية أو تتمدد أو ربما تتمزق.

فالإصابة يمكن أن تكون لدى مختلف الأطفال وأكثر الأطفال عرضة للإصابة هم أطفال الأوزان الكبيرة ، كما ان الأطفال المولودون بالمقعدة (الطفل المقلوب) معرضون اكثر للإصابة فهذا الوضع يؤدي إلى مط الكتف مما يتسبب في حدوث الأذى بالأعصاب .

هنـــــاك 4 أنواع لإصابة الضفيرة العضـــــدية :

1-إصابات الضغـــــط (stretch)

حيث تختلف درجة الإصابة تبعاً لقوة التمدد الحاصل فينتج انضغاط للعصب نتيجة الورم والكدمة الناتجة عن انحباس الكتف . هذا النوع من الإصابات يعتبر الأقل خطورة من الإصابات الأخرى وعادة يتعافى خلال مدة تتراوح سنة إلى سنتين مع استعادة الوظيفة كاملا .

2-إصابات الورم العصبي: (Neuroma)

حيث تؤدي الندبــه المتشكــلة إلى الضغــط على الصعب وهذه الإصابة تستلزم التدخل الجراحي ...

3-إصابات التمزق(Rapture)

وتشمل تمزق العصب في عدة أماكن وتتطلب التدخل الجراحي والعلاج الطبيــعي لاستعادة الوظيفة ...

4- إصابات الخلع (Avulsion) :

حيــث تؤدي إلى سحب الجذور العصبية من النخاع الشوكي وهذا النوع من الإصابة هو أشد أنواع الإصابة خطورة ويحتاج إلى جراحة دقيقة جداً لإسترجاع الوظيفه ..

معظم إصابات الضفيرة العضدية عادة تكون طفيفة وأكثرها يتعافى في مدة تتراوح ما بين 3 – 4 شهور .

والإصابات الشديدة قد تتعافى في فترة تتراوح 18 – 24 شهر .

فالعلاج الطبيعي أثناء هذه الفترة ضروري جدا للمحافظة عل مرونة المفاصل والعضلات ومسار الحركة الطبيعية لكل مفاصل الذراع .

فالتمارين والحركة و إستخدام التــنبيه الكهـربائي _ لم يثبت فعاليته في هذه الإصابة لكن يمكن إستخـدامه للمحافظة على القوة العضلية لدى البالغين

ما هي العلاجات المقاومة للإصابة ؟

من الضروري جدا البدء بالعلاج بأسرع وقت ممكن وذلك من خلال الخبراء بعلاج هذه الإصابات .

فالعلاج المبكر لإصابات الضفيرة العضدية يعطي الفرصة الكبرى للشفاء ويتضمن العلاج الطبيعي والعلاج الوظيفي حيث يلعب العلاج الطبيعي دوراً هاماً في استعادة الحركة والوظيفة الطبيعية للعضو المصاب . ويعمل أيضا على منع التقفعات والتيبسات التي قد تحصل للعضلات والمفاصل والمحافظة عليها مرنة .

ولتـــــميز الإصابات عند الأطفـــال ... هناك مستوين لإصابة الضفيــره العضدية فالأذيات التي تصيب الجذور العلوية تسمى:

شلل إرب دوشن Erb and duchenne

والأذيات التي تصيب الجــذور السفـلية تسمى:

شلل كلومبــكه Klumpke

ومن النادر أن تصاب الجذور السفلية بشكل منفرد ففي 88% من الحالات يكون الشلل في الجذور الرقبية من الخامس إلى السابع ... وفي 12% يكون شلل ضفيرة عضدية كامل ... وفي 8% تكون الأذية ثنائية الجانب ...

وضعية الطرف المصاب :

وللطرف المصاب شكل نموذجي يعكس إصابة العضلات الدانية للطرف العلوي حيث تكون الذراع في وضعية تدوير بإتجاه الداخل عند مستوى مفصل الكتف ...

الساعد تكون ممدودة وفي وضعية الكب على مستوى مفصل المرفق ... بحيث تتجه الأصابع المعطوفة بإتجاه الخلف بسبب بسبب ضعف القدرة على بسط المعصم ... وتكون الأصابع في وضعية الإطباق كما في الصورة :

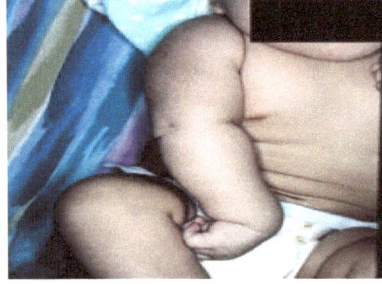

العلاج الطبيعي

إذا كان الطفل لا يستطيع أن يستخدم عضلات ذراعه ويده فهذه العضلات تضمر و ستبقى ضعيفة ،و الذراع قد لا ينمو طبيعيا، وقد تشعر بتصلب في بعض العضلات والمفاصل فبالتالي يصبح الذراع متجمد لعدم حركته ,

فالتمارين الحركية وهي الأهم و التنبيه الكهربائي (ويستخدم فقط في الحالات المتقدمة والمتأخرة) تعمل للمحافظة على مرونة المفاصل والعضلات وتنبيه الأعصاب وعندما تتحسن الأعصاب و تبدأ بالعمل ستكون العضلات والمفاصل جاهزة للعمل أيضا .

هذا يتم بالخطة العلاجية التي يقدمها المعالج الفيزيائي من بداية الإصابة ويقدم للأباء والأمهات الطرق الصحيحة لكيفية استكمال العلاج بالمنزل وذلك باستخدام التمارين العلاجية التي ينصح أخصائيو العلاج الطبيعي عادة بعملها وتطبيقها خلال 3 فترات باليوم ولعدة سنوات .

ومن فوائد تمارين لدى الحركي :

1- زيادة الإحساس و ذلك نتيجة تحسن الوعي الحسي و التوصيل العصبي

2- زيادة القوة العضلية

3- زيادة المرونة للمفاصل ومنع حدوث أي تقفعات ...

تمارين خاصة بشلل إرب ... شلل الظفيرة العضدية :

تطــبق جميع التمارين بلطف وحذر شديد ويمكن اختيار الوضع المريح لطفلك سواء كان ظهره او جنبه او جالس.

- قم بتثبيت مفاصل الطفل اثناء اداء التمارين العلاجية بإحدى اليدين واليد الثانية للقيام بالتمارين
- لاحظ اي تعابير على وجه الطفل أثناء التمرينات العلاجية ربما تكون هذه التمارين مؤلمة

وأعطه فترات من الراحة للطفل بين التمارين لكي لايمل وإعدها بوضعيات مختلفة.

- قم بكل حركة من 10 إلى 15 مرة حتى تشعر بمقاومة من الطفل حينها حافظ على الوضع لمدة 30 ثانية .

- لا تضغط عند نهاية الحركة لكي لاتتسبب في عمل شد او إطالة

- يجــــب ان تكون هذه التمارين جزء روتيني من حياتك مثل إرضــــاع الطفل والعناية بنظافته .

- لابد من مراجعة هذه التمارين العلاجية مع اخصائي العلاج الطبيعي كل شهر مرة

او في حالة ان الطفل اظهر انزعاج منها

- قم بالتمارين بجو من المرح وعدم الملل للطفل كإحاطته بألعابه .

التمارين التي ينصح بإتباعها ... :

التمرين الأول :

Shoulder flexion

قم بتثبيت الكتف بأحد اليدين لمنع أي حركة فيه وباليد الأخرى امسك مفصل الرسغ (اليد) كما موضح بالشكل

إبدأ برفع الذراع للأعلى بلطف إلى أن يصبح مستوى اليد أعلى من الرأس مع المحافظة على إستقامة مفصل المرفق .

ثم قم بإنزال الذراع لأسفل بلطف وكرر هذه الحركة 10 مرات .

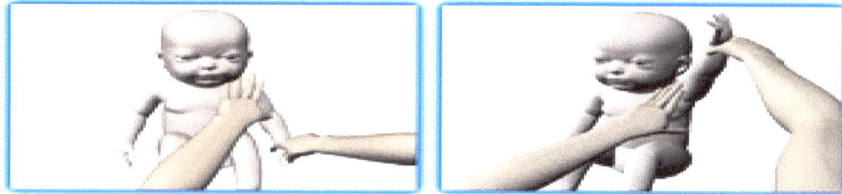

التمرين الثاني :

Shoulder abduction

قم بتثبيت مفصل الكتف بأحد اليدين لمنع أي حركة فيه وباليد الأخرى إمسك الذراع أعلى من مفصل الرسغ كما في الشكل .

وإبدأ بسحب الذراع بعيدا عن الجسم حتى تصل إلى زاوية 90 درجة مع ملاحظة إتجاه الإبهام للأعلى .

ثم أعد الذراع إلى مكانه الطبيعي ملاصقاً للجسم .

وكرر هذا التمرين 10 مرات .

SHOULDER ABDUCTION

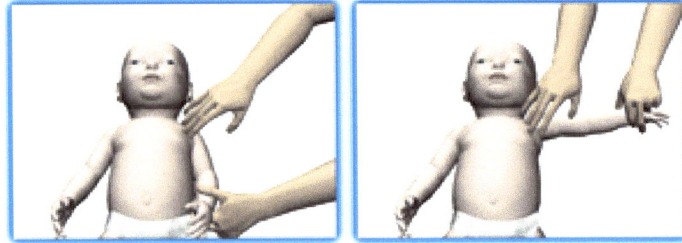

التمرين الثالث :

Shoulder rotation

قم بتثبيت الكتف بأحد اليدين لمنع أي حركة فيه وباليد الأخرى إمسك الذراع عند مفصل الرسغ (اليد) كما في الشكل .

هذه الحركة للقيام بدوران مفصل الكتف : حيث نقوم بحركة دائريه تبدأ من أعلى وتنتهي على صدر الطفل .

ثم نعود بحركة عكسية إلى أن تصل إلى الوضع البدائي , كرر هذا التمرين 10 مرات

SHOULDER ROTATION

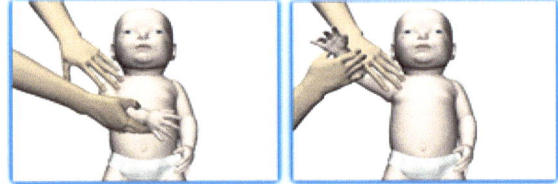

التمرين الرابع :

Forearm supination and pronation

قم بتثبيت الذراع من جهة العضد لمنع أي حركة فيه وباليد الأخرى إمسك يد الرضيع كما في الشكل .

قم بلف اليد لتصبح راحة الكف متجهه أعلى قم لف اليد لأسفل لتصبح راحة الكف متجهه للأسفل .

كرر التمرين 10 مرات

FOREARM SUPINATION AND PRONATION

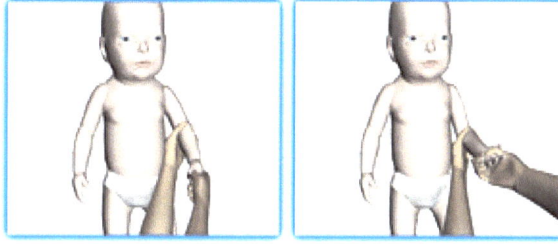

التمرين الخامس :

Elbow flexion and extention

قم بتثبيت الذر اع بأحد اليدين لمنع أي حركة بالكتف وباليد الأخرى إمسك مفصل الرسغ (اليد) كما في الشكل .

ثم إبدأ بثني الذراع للنهاية وبلطف ثم مد الذراع لوضع البدايه .

كرر التمرين 10 مرات .

ELBOW FLEXION AND EXTENSION

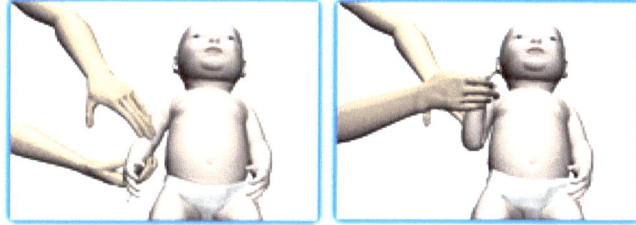

التمرين السادس :

Wrist abduction and adduction

قم بتثبيت الذراع بأحد اليدين وباليد الأخرى إمسك بيد الطفل كما في الشكل .

حرك مفصل الرسغ (اليد) للجانبين اليمين واليسار .

كذلك قم بعمل تمرين آخر بنفس الوضع السابق حيث نقوم بتحريك مفصل الرسغ للأعلى والأسفل .

كرر التمرين 10 مرات

WRIST ABDUCTION AND ADDUCTION

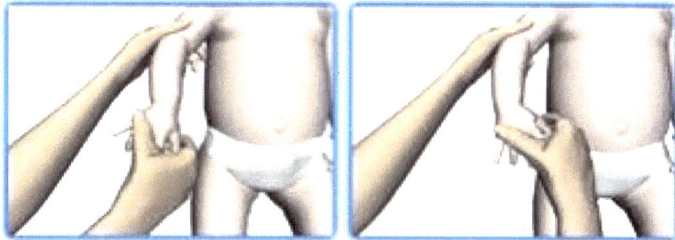

التمرين السابع :

Finger flexion and extention

قم بتثبيت مفصل الرسغ (اليد) بأحد اليدين وباليد الأخرى إمسك أصابع الطفل كما في الشكل .

قم بعمل حركة ثني ومد للأصابع .

كرر التمرين 10 مرات

FINGER FLEXION AND EXTENSION

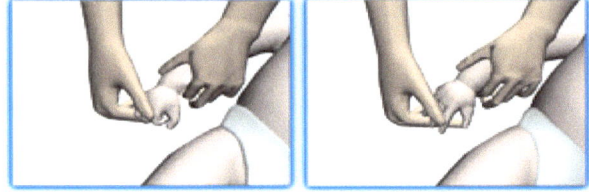

التمرين الثامن :

إمسك بيد الطفل مستقيمة مع المحافظة على راحة الكف مفتوحة قم بعمل حركة تباعد للأصابع ثم قم بضمهم مرة أخرى .

وبهـــذه التمرين وبإستمراريتها والمحافظة على تكرارها من قبل الأهل بمتابعة المعالج الفيزيائي نتوصل إلى نتائج بإذن الله ...

(Neonatal traumatic brachial neuropathy)

(إعتلال الضفيرة العضدية الرضي الولادي)

لمحة تشريحـــــــــية :

تتشكل الضفيرة العضدية في المثلث الخلفي للعنق من إتحاد الفروع الأمامية للأعصاب الشوكية الرقبية الخامس والسادس والسابع والثامن والصدري الأول

حيث يشكل كل من :

يشكلان الجـذع العلوي C6وC5

يشكل الـجذع المتوسـطC7

يشكل الجــذع السفــلي T1و C8

وبدوره ينقسم كل جــذع إلة إنقسامين خلفي وأمامي تجتمع الإنقسامات الخلفية للجذوع الثلاثة ليكشلوا الحبــل الخلفــي

والإنقسامان الأماميان للجذع العلوي والمــتوسط ليشكلان الحبل الوحشــي والإنقسام الأمامي للجذع السفلي يشكل الحبل الأنسي

ومن هذه الحبــال تصـــدر الأعصـــاب التاليــة :

أولاً : الحبــل الوحشي :

-العصب الجلدي العضدي
-العصب الإبطي
-العصب الوحشي للعصب الناصف
العصب الصدري الوحشي

ثــانيـاً : الحبل الخلــفي :

-الصعب الكعبري
-العصب الصدري الظهري
-العصبان تحت الكتف العلوي والسفلي

ثــالــثاً : الحبل الأنسي :

-الجذر الأنسي للعصب الناصف
-العصب الزندي
-العصـــب الصدري الأنسي
-العصب الجلــدي الساعدي الأنسي -العصب الجلدي العضدي الأنسي

ونلاحظ عصبــين يتــفرعان من الجــذور هــم :
العــصب الصدري الطويل من الجذور :C5-6-7
عصـــب ظـــهر الكتـــف : C5

ونلاحـظ عصبـــين يتفـــرعان من الجـــذوع :
العصـــب تحت الترقـــوة : من الجـــذع العلـــوي
العــــصب فوق الكـــتف : من الجــــذع العـــلوي

مـــــدخـــــل :

مضاعفات ولادة الأطفال تحدث يومياً و يعود السبب لكون عملية الحمل والولادة معقدتان جداً والقرار الطبي الغير ملائم يمكن أن ينتج عنه إصابات عديدة على الوليد ومنها شلل إرب وهي أكثر الإصابات مشاهدة ...

ماالذي يسبب شلل إرب ؟

يمكن القول أن طفل أو طفلان في كل ألف طفل يتعرضون إلى إصابة الضفيرة العضدية (شلل إرب) أثناء الولادة .وبالرغم من أن إصابة الضفيرة العضدية (شلل إرب) يمكن أن تحدث في أي وقت إلا أن معظمها يقع أو يحدث أثناء الولادة ، فأثناء توتر ولادة الطفل يعلق كتفه خلف عظمة التصاق العانة (جزء من عظمة الحوض) و يتمدد نتيجة إستمرار الشد للخارج .

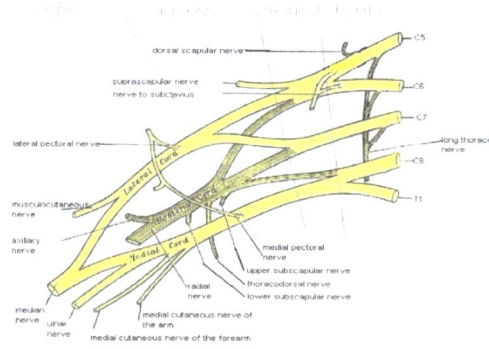

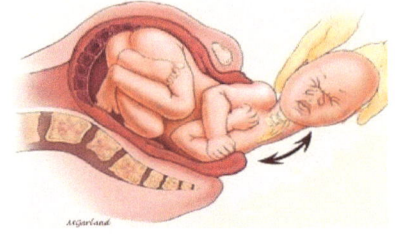

فعندما يعلق الكتف بهذه الطريقة يحدث انضغاط للضفيرة العضدية أو تتمدد أو ربما تتمزق.

فالإصابة يمكن أن تكون لدى مختلف الأطفال وأكثر الأطفال عرضة للإصابة هم أطفال الأوزان الكبيرة ، كما ان الأطفال المولودون بالمقعدة (الطفل المقلوب) معرضون اكثر للإصابة فهذا الوضع يؤدي إلى مط الكتف مما يتسبب في حدوث الأذى بالأعصاب .

هنـــــاك 4 أنواع لإصابة الضفيرة العضـــــدية :

1-إصابات الضغــــــط (stretch)

حيث تختلف درجة الإصابة تبعاً لقوة التمدد الحاصل فينتج انضغاط للعصب نتيجة الورم والكدمة الناتجة عن انحباس الكتف . هذا النوع من الإصابات يعتبر الأقل خطورة من الإصابات الأخرى وعادة يتعافى خلال مدة تتراوح سنة إلى سنتين مع استعادة الوظيفة كاملا .

2-إصابات الورم العصبي :(Neuroma)

حيث تؤدي الندبـــه المتشكـــلة إلى الضغـــط على الصعب وهذه الإصابة تستلزم التدخل الجراحي ...

3-إصابات التمزق(Rapture)

وتشمل تمزق العصب في عدة أماكن وتتطلب التدخل الجراحي والعلاج الطبيــعي لاستعادة الوظيفة ...

4- إصابات الخلع (Avulsion) :

حيـــث تؤدي إلى سحب الجذور العصبية من النخاع الشوكي وهذا النوع من الإصابة هو أشد أنواع الإصابة خطورة ويحتاج إلى جراحة دقيقة جداً لإسترجاع الوظيفه ..

معظم إصابات الضفيرة العضدية عادة تكون طفيفة وأكثرها يتعافى في مدة تتراوح ما بين 3 – 4 شهور .

والإصابات الشديدة قد تتعافى في فترة تتراوح 18 – 24 شهر .

فالعلاج الطبيعي أثناء هذه الفترة ضروري جدا للمحافظة عل مرونة المفاصل والعضلات ومسار الحركة الطبيعية لكل مفاصل الذراع .

فالتمارين والحركة و إستخدام التــنبيه الكهـربائي _ لم يثبت فعاليته في هذه الإصابة لكن يمكن إستخـدامه للمحافظة على القوة العضلية لدى البالغين

ما هي العلاجات المقاومة للإصابة ؟

من الضروري جدا البدء بالعلاج بأسرع وقت ممكن وذلك من خلال الخبراء بعلاج هذه الإصابات .

فالعلاج المبكر لإصابات الضفيرة العضدية يعطي الفرصة الكبرى للشفاء ويتضمن العلاج الطبيعي والعلاج الوظيفي حيث يلعب العلاج الطبيعي دوراً هاماً في استعادة الحركة والوظيفة الطبيعية للعضو المصاب . ويعمل أيضا على منع التقفعات والتيبسات التي قد تحصل للعضلات والمفاصل والمحافظة عليها مرنة .

ولتمييز الإصابات عند الأطفـــال ... هناك مستوين لإصابة الضفيـــره العضدية فالأذيات التي تصيب الجذور العلوية تسمى:

شلل إرب دوشن Erb and duchenne

والأذيات التي تصيب الجــذور السفـلية تسمى :

شلل كلومبـكه Klumpke

ومن النادر أن تصاب الجذور السفلية بشكل منفرد ففي 88% من الحالات يكون الشلل في الجذور الرقبية من الخامس إلى السابع ... وفي 12% يكون شلل ضفيرة عضدية كامل ... وفي 8% تكون الأذية ثنائية الجانب ...

وضعـــــية الطرف المصاب :

وللطرف المصاب شكل نموذجي يعكـس إصابة العضلات الدانية للطرف العلوي حيث تكون الذراع في وضـــعية تدوير بإتجاه الداخل عند مستوى مفصل الكتف ...

الســاعد تكون ممدودة وفي وضعية الكب على مستوى مفصل المرفق ... بحيث تتجه الأصابع المعطوفة بإتجاه الخلف بسبب بسبب ضعف القدرة على بسط المعصم ... وتكون الأصابع في وضعية الإطباق كما في الصورة :

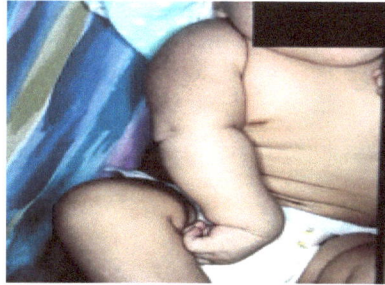

العلاج الطبيعي

إذا كان الطفل لا يستطيع أن يستخدم عضلات ذراعه ويده فهذه العضلات تضمر و ستبقى ضعيفة ،و الذراع قد لا ينمو طبيعيا، وقد تشعر بتصلب في بعض العضلات والمفاصل فبالتالي يصبح الذراع متجمد لعدم حركته ,

فالتمارين الحركية وهي الأهم و التنبيه الكهربائي (ويستخدم فقط في الحالات المتقدمة والمتأخرة) تعمل للمحافظة على مرونة المفاصل والعضلات وتنبيه الأعصاب وعندما تتحسن الأعصاب و تبدأ بالعمل ستكون العضلات والمفاصل جاهزة للعمل أيضا .

هذا يتم بالخطة العلاجية التي يقدمها المعالج الفيزيائي من بداية الإصابة ويقدم للأباء والأمهات الطرق الصحيحة لكيفية استكمال العلاج بالمنزل وذلك باستخدام التمارين العلاجية التي ينصح أخصائيو العلاج الطبيعي عادة بعملها وتطبيقها خلال 3 فترات باليوم ولعدة سنوات .

ومن فوائد تمارين لدى الحركي :

1- زيادة الإحساس و ذلك نتيجة تحسن الوعي الحسي و التوصيل العصبي

2- زيادة القوة العضلية

3- زيادة المرونة للمفاصل ومنع حدوث أي تقفعات ...

تمارين خاصة بشلل إرب ... شلل الظفيرة العضدية :

تطـبق جميع التمارين بلطف وحذر شديد ويمكن اختيار الوضع المريح لطفلك سواء كان ظهره او جنبه او جالس.

- قم بتثبيت مفاصل الطفل اثناء اداء التمارين العلاجية بإحدى اليدين واليد الثانية للقيام ببالتمارين
- لاحظ اي تعابير على وجه الطفل أثناء التمرينات العلاجية ربما تكون هذه التمارين مؤلمة

وأعطه فترات من الراحة للطفل بين التمارين لكي لايمل وإعدها بوضعيات مختلفة.

- قم بكل حركة من 10 إلى 15 مرة حتى تشعر بمقاومة من الطفل حينها حافظ على الوضع لمدة 30 ثانية .

- لا تضغط عند نهاية الحركة لكي لاتتسبب في عمل شد او إطالة

- يجـــب ان تكون هذه التمارين جزء روتيني من حياتك مثل إرضـــاع الطفل والعناية بنظافته .

- لابد من مراجعة هذه التمارين العلاجية مع اخصائي العلاج الطبيعي كل شهر مرة

او في حالة ان الطفل اظهر انزعاج منها

- قم بالتمارين بجو من المرح وعدم الملل للطفل كإحاطته بألعابه .

التمارين التي ينصح بإتباعها ... :

التمرين الأول :

Shoulder flexion

قم بتثبيت الكتف بأحد اليدين لمنع أي حركة فيه وباليد الأخرى امسك مفصل الرسغ (اليد) كما موضح بالشكل

إبدأ برفع الذراع للأعلى بلطف إلى أن يصبح مستوى اليد أعلى من الرأس مع المحافظة على إستقامة مفصل المرفق .

ثم قم بإنزال الذراع لأسفل بلطف وكرر هذه الحركة 10 مرات .

SHOULDER FLEXION

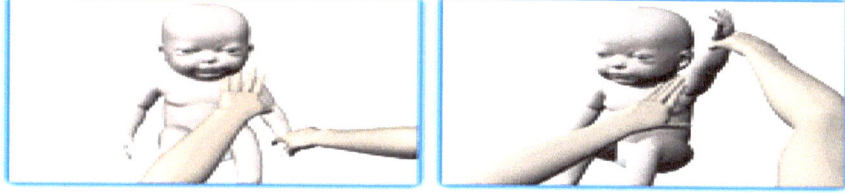

التمرين الثاني :

Shoulder abduction

قم بتثبيت مفصل الكتف بأحد اليدين لمنع أي حركة فيه وباليد الأخرى إمسك الذراع أعلى من مفصل الرسغ كما في الشكل .

وإبدأ بسحب الذراع بعيدا عن الجسم حتى تصل إلى زاوية 90 درجة مع ملاحظة إتجاه الإبهام للأعلى .

ثم أعد الذراع إلى مكانه الطبيعي ملاصقاً للجسم .

وكرر هذا التمرين 10 مرات .

SHOULDER ABDUCTION

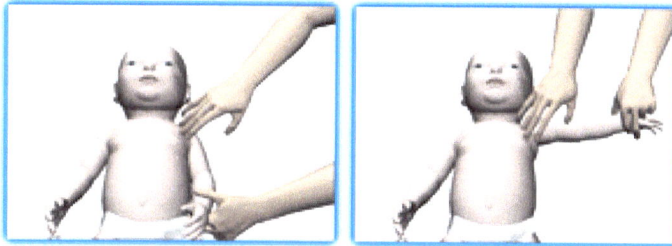

التمرين الثالث :

Shoulder rotation

قم بتثبيت الكتف بأحد اليدين لمنع أي حركة فيه وباليد الأخرى إمسك الذراع عند مفصل الرسغ (اليد) كما في الشكل .

هذه الحركة للقيام بدوران مفصل الكتف : حيث نقوم بحركة دائريه تبدأ من أعلى وتنتهي على صدر الطفل .

ثم نعود بحركة عكسية إلى أن تصل إلى الوضع البدائي , كرر هذا التمرين 10 مرات

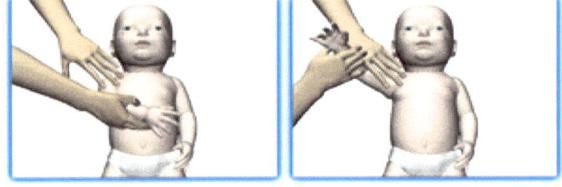

SHOULDER ROTATION

التمرين الرابع :

Forearm supination and pronation

قم بتثبيت الذراع من جهة العضد لمنع أي حركة فيه وباليد الأخرى إمسك يد الرضيع كما في الشكل .

قم بلف اليد لتصبح راحة الكف متجهه أعلى قم لف اليد لأسفل لتصبح راحة الكف متجهه للأسفل .

كرر التمرين 10 مرات

FOREARM SUPINATION AND PRONATION

التمرين الخامس :

Elbow flexion and extention

قم بتثبيت الذر اع بأحد اليدين لمنع أي حركة بالكتف وباليد الأخرى إمسك مفصل الرسغ (اليد) كما في الشكل .

ثم إبدأ بثني الذراع للنهاية وبلطف ثم مد الذراع لوضع البدايه .

كرر التمرين 10 مرات .

ELBOW FLEXION AND EXTENSION

التمرين السادس :

Wrist abduction and adduction

قم بتثبيت الذراع بأحد اليدين وباليد الأخرى إمسك بيد الطفل كما في الشكل .

حرك مفصل الرسغ (اليد) للجانبين اليمين واليسار .

كذلك قم بعمل تمرين آخر بنفس الوضع السابق حيث نقوم بتحريك مفصل الرسغ للأعلى والأسفل .

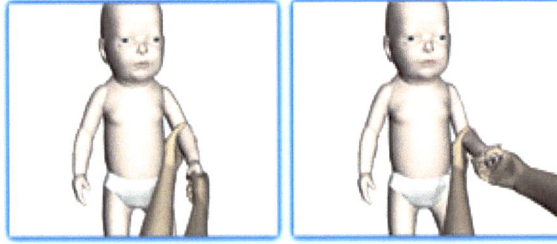

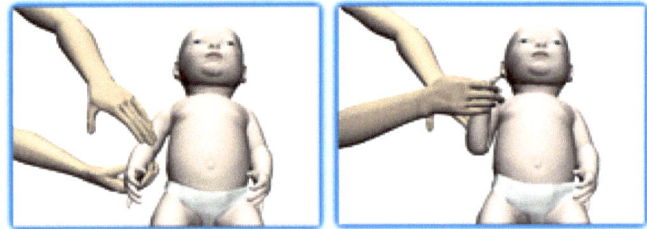

كرر التمرين 10 مرات

WRIST ABDUCTION AND ADDUCTION

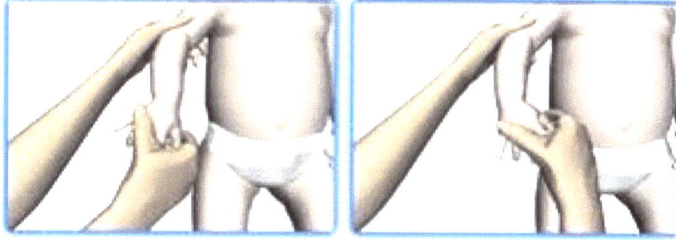

التمرين السابع :

Finger flexion and extention

قم بتثبيت مفصل الرسغ (اليد) بأحد اليدين وباليد الأخرى إمسك أصابع الطفل كما في الشكل .

قم بعمل حركة ثني ومد للأصابع .

كرر التمرين 10 مرات

FINGER FLEXION AND EXTENSION

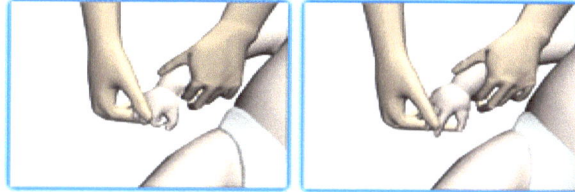

التمرين الثامن :

إمسك بيد الطفل مستقيمة مع المحافظة على راحة الكف مفتوحة قم بعمل حركة تباعد للأصابع ثم قم بضمهم مرة أخرى .

وبهـــذه التمرين وبإستمراريتها والمحافظة على تكرارها من قبل الأهل بمتابعة المعالج الفيزيائي نتوصل إلى نتائج بإذن الله ...

(Neonatal traumatic brachial neuropathy)

(إعتلال الضفيرة العضدية الرضي الولادي)

لمحة تشريحـــــــية :

تتشكل الضفيرة العضدية في المثلث الخلفي للعنق من إتحاد الفروع الأمامية للأعصاب الشوكية الرقبية الخامس والسادس والسابع والثامن والصدري الأول

حيث يشكل كل من :

يشكلان الجـذع العلوي C6وC5

يشكل الـجذع المتوسـطC7

يشكل الجـذع السفـلي T1و C8

وبدوره ينقسم كل جـذع إلة إنقسامين خلفي وأمامي تجتمع الإنقسامات الخلفية للجذوع الثلاثة ليكشلوا الحبـل الخلفـي

والإنقسامان الأماميان للجذع العلوي والمـتوسط ليشكلان الحبل الوحشـي والإنقسام الأمامي للجذع السفلي يشكل الحبل الأنسي

ومن هذه الحبـال تصـدر الأعصـاب التاليـة :

أولاً : الحبـل الوحشي :

-العصب الجلدي العضدي

-العصب الإبطي

-العصب الوحشي للعصب الناصف

العصب الصدري الوحشي

ثـانيـاً : الحبل الخلـفي :

-الصعب الكعبري

-العصب الصدري الظهري

-العصبان تحت الكتف العلوي والسفلي

ثـالـثاً : الحبل الأنسي :

-الجذر الأنسي للعصب الناصف

-العصب الزندي

-العصـب الصدري الأنسي

-العصب الجلـدي الساعدي الأنسي -العصب الجلدي العضدي الأنسي

<u>ونلاحظ</u> عصبـين يتـفرعان من الجـذور هـم :

العـصب الصدري الطويل من الجذور :C5-6-7

عصـب ظـهر الكتـف : C5

<u>ونلاحـظ</u> عصبـين يتفـرعان من الجـذوع :

العصـب تحت الترقـوة : من الجــذع العلــوي

العــصب فوق الكـتف : من الجــذع العــلوي

<u>مـــدخـــل :</u>

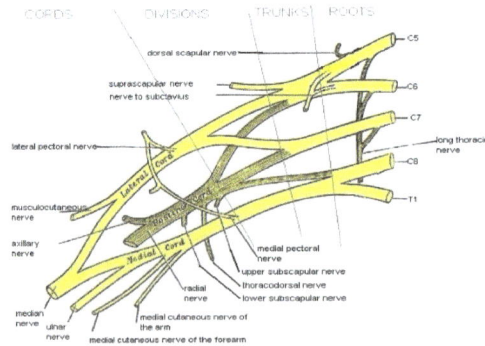

مضاعفات ولادة الأطفال تحدث يومياً و يعود السبب لكون عملية الحمل والولادة معقدتان جداً والقرار الطبي الغير ملائم يمكن أن ينتج عنه إصابات عديدة على الوليد ومنها شلل إرب وهي أكثر الإصابات مشاهدة ...

ما الذي يسبب شلل إرب ؟

يمكن القول أن طفل أو طفلان في كل ألف طفل يتعرضون إلى إصابة الضفيرة العضدية (شلل إرب) أثناء الولادة .وبالرغم من أن إصابة الضفيرة العضدية (شلل إرب) يمكن أن تحدث في أي وقت إلا أن معظمها يقع أو يحدث أثناء الولادة ، فأثناء توتر ولادة الطفل يعلق كتفه خلف عظمة التصاق العانة (جزء من عظمة الحوض) و يتمدد نتيجة إستمرار الشد للخارج .

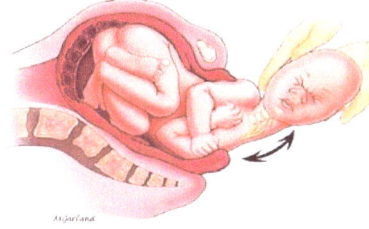

فعندما يعلق الكتف بهذه الطريقة يحدث انضغاط للضفيرة العضدية أو تتمدد أو ربما تتمزق.

فالإصابة يمكن أن تكون لدى مختلف الأطفال وأكثر الأطفال عرضة للإصابة هم أطفال الأوزان الكبيرة ، كما ان الأطفال المولودون بالمقعدة (الطفل المقلوب) معرضون اكثر للإصابة فهذا الوضع يؤدي إلى مط الكتف مما يتسبب في حدوث الأذى بالأعصاب .

هنـــــــاك 4 أنواع لإصابة الضفيرة العضـــــدية :

1-إصابات الضغـــــــط (stretch)

حيث تختلف درجة الإصابة تبعاً لقوة التمدد الحاصل فينتج انضغاط للعصب نتيجة الورم والكدمة الناتجة عن انحباس الكتف . هذا النوع من الإصابات يعتبر الأقل خطورة من الإصابات الأخرى وعادة يتعافى خلال مدة تتراوح سنة إلى سنتين مع استعادة الوظيفة كاملا .

2-إصابات الورم العصبي :(Neuroma)

حيث تؤدي الندبـــه المتشكـلة إلى الضغـط على الصعب وهذه الإصابة تستلزم التدخل الجراحي ...

3-إصابات التمزق(Rapture)

وتشمل تمزق العصب في عدة أماكن وتتطلب التدخل الجراحي والعلاج الطبيـعي لاستعادة الوظيفة ...

4- إصابات الخلع (Avulsion) :

حيـث تؤدي إلى سحب الجذور العصبية من النخاع الشوكي وهذا النوع من الإصابة هو أشد أنواع الإصابة خطورة ويحتاج إلى جراحة دقيقة جداً لإسترجاع الوظيفه ..

معظم إصابات الضفيرة العضدية عادة تكون طفيفة وأكثرها يتعافى في مدة تتراوح ما بين 3 – 4 شهور .

والإصابات الشديدة قد تتعافى في فترة تتراوح 18 – 24 شهر .

فالعلاج الطبيعي أثناء هذه الفترة ضروري جدا للمحافظة عل مرونة المفاصل والعضلات ومسار الحركة الطبيعية لكل مفاصل الذراع .

فالتمارين والحركة و إستخدام التــنبيه الكهــربائي ــ لم يثبت فعاليته في هذه الإصابة لكن إستخدامه للمحافظة على القوة العضلية لدى البالغين

ما هي العلاجات المقاومة للإصابة ؟

من الضروري جدا البدء بالعلاج بأسرع وقت ممكن وذلك من خلال الخبراء بعلاج هذه الإصابات .

فالعلاج المبكر لإصابات الضفيرة العضدية يعطي الفرصة الكبرى للشفاء ويتضمن العلاج الطبيعي والعلاج الوظيفي حيث يلعب العلاج الطبيعي دوراً هاماً في استعادة الحركة والوظيفة الطبيعية للعضو المصاب . ويعمل أيضا على منع التقفعات والتيبسات التي قد تحصل للعضلات والمفاصل والمحافظة عليها مرنة .

ولتـــــــميز الإصابات عند الأطفــــال ... هناك مستوين لإصابة الضفيــره العضدية فالأذيات التي تصيب الجذور العلوية تسمى:

شلل إرب دوشن Erb and duchenne

والأذيات التي تصيب الجـــذور السفـلية تسمى:

شلل كلومبكه Klumpke

ومن النادر أن تصاب الجذور السفلية بشكل منفرد ففي 88% من الحالات يكون الشلل في الجذور الرقبية من الخامس إلى السابع ... وفي 12% يكون شلل ضفيرة عضدية كامل ... وفي 8% تكون الأذية ثنائية الجانب ...

وضعـــــــية الطرف المصاب :

وللطرف المصاب شكل نموذجي يعكس إصابة العضلات الدانية للطرف العلوي حيث تكون الذراع في وضـــعية تدوير بإتجاه الداخل عند مستوى مفصل الكتف ...

السـاعد تكون ممدودة وفي وضعية الكب على مستوى مفصل المرفق ... بحيث تتجه الأصابع المعطوفة بإتجاه الخلف بسبب بسبب ضعف القدرة على بسط المعصم ... وتكون الأصابع في وضعية الإطباق كما في الصورة :

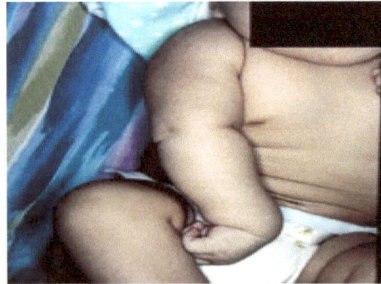

العلاج الطبيعي

إذا كان الطفل لا يستطيع أن يستخدم عضلات ذراعه ويده فهذه العضلات تضمر و ستبقى ضعيفة ،و الذراع قد لا ينمو طبيعيا، وقد تشعر بتصلب في بعض العضلات والمفاصل فبالتالي يصبح الذراع متجمد لعدم حركته ,

فالتمارين الحركية وهي الأهم و التنبيه الكهربائي (ويستخدم فقط في الحالات المتقدمة والمتأخرة) تعمل للمحافظة على مرونة المفاصل والعضلات وتنبيه الأعصاب وعندما تتحسن الأعصاب و تبدأ بالعمل ستكون العضلات والمفاصل جاهزة للعمل أيضا .

هذا يتم بالخطة العلاجية التي يقدمها المعالج الفيزيائي من بداية الإصابة ويقدم للأباء والأمهات الطرق الصحيحة لكيفية استكمال العلاج بالمنزل وذلك باستخدام التمارين العلاجية التي ينصح أخصائيو العلاج الطبيعي عادة بعملها وتطبيقها خلال 3 فترات باليوم ولعدة سنوات .

ومن فوائد تمارين لدى الحركي :

1- زيادة الإحساس و ذلك نتيجة تحسن الوعي الحسي و التوصيل العصبي

2- زيادة القوة العضلية

3- زيادة المرونة للمفاصل ومنع حدوث أي تقفعات ...

تمارين خاصة بشلل إرب ... شلل الظفيرة العضدية :

تطــبق جميع التمارين بلطف وحذر شديد ويمكن اختيار الوضع المريح لطفلك سواء كان ظهره او جنبه او جالس.

- قم بتثبيت مفاصل الطفل اثناء اداء التمارين العلاجية بإحدى اليدين واليد الثانية للقيام ببالتمارين
- لاحظ اي تعابير على وجه الطفل أثناء التمرينات العلاجية ربما تكون هذه التمارين مؤلمة

وأعطه فترات من الراحة للطفل بين التمارين لكي لايمل وإعدها بوضعيات مختلفة.

- قم بكل حركة من 10 إلى 15 مرة حتى تشعر بمقاومة من الطفل حينها حافظ على الوضع لمدة 30 ثانية .

- لا تضغط عند نهاية الحركة لكي لاتتسبب في عمل شد او إطالة

- يجــب ان تكون هذه التمارين جزء روتيني من حياتك مثل إرضـــاع الطفل والعناية بنظافته .

- لابد من مراجعة هذه التمارين العلاجية مع اخصائي العلاج الطبيعي كل شهر مرة

او في حالة ان الطفل اظهر انزعاج منها

- قم بالتمارين بجو من المرح وعدم الملل للطفل كإحاطته بألعابه .

التمارين التى ينصح بإتباعها ... :

التمرين الأول :

Shoulder flexion

قم بتثبيت الكتف بأحد اليدين لمنع أي حركة فيه وباليد الأخرى امسك مفصل الرسغ (اليد) كما موضح بالشكل

إبدأ برفع الذراع للأعلى بلطف إلى أن يصبح مستوى اليد أعلى من الرأس مع المحافظة على إستقامة مفصل المرفق .

ثم قم بإنزال الذراع لأسفل بلطف وكرر هذه الحركة 10 مرات .

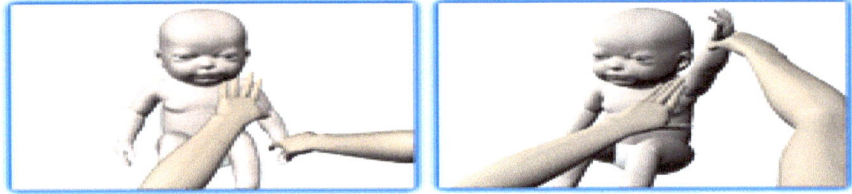

SHOULDER FLEXION

التمرين الثاني :

Shoulder abduction

قم بتثبيت مفصل الكتف بأحد اليدين لمنع أي حركة فيه وباليد الأخرى إمسك الذراع أعلى من مفصل الرسغ كما في الشكل .

وإبدأ بسحب الذراع بعيدا عن الجسم حتى تصل إلى زاوية 90 درجة مع ملاحظة إتجاه الإبهام للأعلى .

ثم أعد الذراع إلى مكانه الطبيعي ملاصقاً للجسم .

وكرر هذا التمرين 10 مرات .

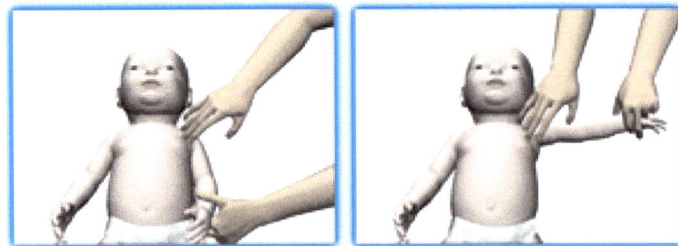

SHOULDER ABDUCTION

التمرين الثالث :

Shoulder rotation

قم بتثبيت الكتف بأحد اليدين لمنع أي حركة فيه وباليد الأخرى إمسك الذراع عند مفصل الرسغ (اليد) كما في الشكل .

هذه الحركة للقيام بدوران مفصل الكتف : حيث نقوم بحركة دائريه تبدأ من أعلى وتنتهي على صدر الطفل .

ثم نعود بحركة عكسية إلى أن تصل إلى الوضع البدائي , كرر هذا التمرين 10 مرات

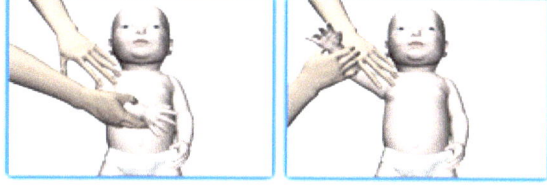

SHOULDER ROTATION

التمرين الرابع :

Forearm supination and pronation

قم بتثبيت الذراع من جهة العضد لمنع أي حركة فيه وباليد الأخرى إمسك يد الرضيع كما في الشكل .

قم بلف اليد لتصبح راحة الكف متجهه أعلى قم لف اليد لأسفل لتصبح راحة الكف متجهه للأسفل .

كرر التمرين 10 مرات

FOREARM SUPINATION AND PRONATION

التمرين الخامس :

Elbow flexion and extention

قم بتثبيت الذر اع بأحد اليدين لمنع أي حركة بالكتف وباليد الأخرى إمسك مفصل الرسغ (اليد) كما في الشكل .

ثم إبدأ بثني الذراع للنهاية وبلطف ثم مد الذراع لوضع البدايهه .

كرر التمرين 10 مرات .

ELBOW FLEXION AND EXTENSION

التمرين السادس :

Wrist abduction and adduction

قم بتثبيت الذراع بأحد اليدين وباليد الأخرى إمسك بيد الطفل كما في الشكل .

حرك مفصل الرسغ (اليد) للجانبين اليمين واليسار .

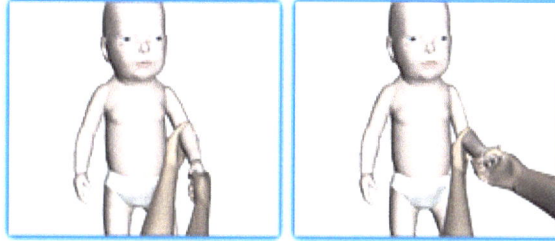

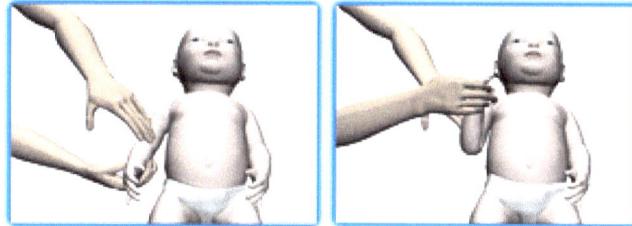

كذلك قم بعمل تمرين آخر بنفس الوضع السابق حيث نقوم بتحريك مفصل الرسغ للأعلى والأسفل .

كرر التمرين 10 مرات

WRIST ABDUCTION AND ADDUCTION

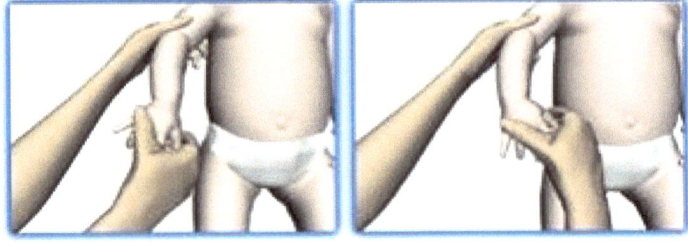

التمرين السابع :

Finger flexion and extention

قم بتثبيت مفصل الرسغ (اليد) بأحد اليدين وباليد الأخرى إمسك أصابع الطفل كما في الشكل .

قم بعمل حركة ثني ومد للأصابع .

كرر التمرين 10 مرات

FINGER FLEXION AND EXTENSION

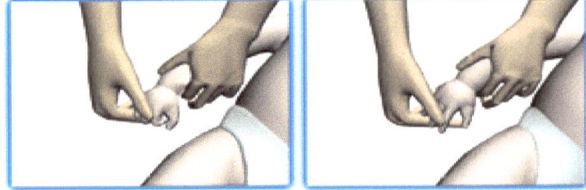

التمرين الثامن :

إمسك بيد الطفل مستقيمة مع المحافظة على راحة الكف مفتوحة قم بعمل حركة تباعد للأصابع ثم قم بضمهم مرة أخرى .

وبهـــذه التمرين وبإستمراريتها والمحافظة على تكرارها من قبل الأهل بمتابعة المعالج الفيزيائي نتوصل إلى نتائج بإذن الله ...

(Neonatal traumatic brachial neuropathy)

(إعتلال الضفيرة العضدية الرضي الولادي)

لمحة تشريحية :

تتشكل الضفيرة العضدية في المثلث الخلفي للعنق من إتحاد الفروع الأمامية للأعصاب الشوكية الرقبية الخامس والسادس والسابع والثامن والصدري الأول

حيث يشكل كل من :

يشكلان الجذع العلوي C5وC6

يشكل الجذع المتوسط C7

يشكل الجذع السفلي C8 وT1

وبدوره ينقسم كل جذع إلة إنقسامين خلفي وأمامي تجتمع الإنقسامات الخلفية للجذوع الثلاثة ليكشلوا الحبل الخلفي

والإنقسامان الأماميان للجذع العلوي والمتوسط ليشكلان الحبل الوحشي والإنقسام الأمامي للجذع السفلي يشكل الحبل الأنسي

ومن هذه الحبال تصدر الأعصاب التالية :

أولاً : الحبل الوحشي :
-العصب الجلدي العضدي
-العصب الإبطي
-العصب الوحشي للعصب الناصف
العصب الصدري الوحشي

ثانياً : الحبل الخلفي :
-الصعب الكعبري

-العصب الصدري الظهري
-العصبان تحت الكتف العلوي والسفلي

ثالثاً : الحبل الأنسي :
-الجذر الأنسي للعصب الناصف
-العصب الزندي
-العصب الصدري الأنسي
-العصب الجلدي الساعدي الأنسي -العصب الجلدي العضدي الأنسي

ونلاحظ عصبين يتفرعان من الجذور هم :
العصب الصدري الطويل من الجذور : C5-6-7
عصب ظهر الكتف : C5

ونلاحظ عصبين يتفرعان من الجذوع :
العصب تحت الترقوة : من الجذع العلوي
العصب فوق الكتف : من الجذع العلوي

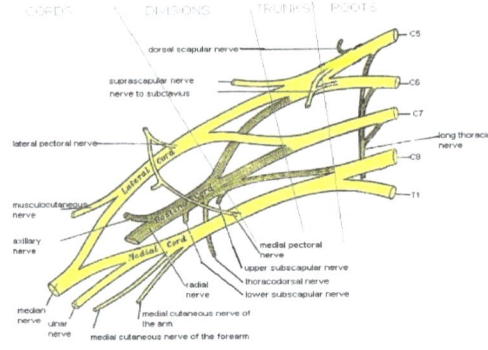

مـــــــدخــــــــل :

مضاعفات ولادة الأطفال تحدث يومياً و يعود السبب لكون عملية الحمل والولادة معقدتان جداً والقرار الطبي الغير ملائم يمكن أن ينتج عنه إصابات عديدة على الوليد ومنها شلل إرب وهي أكثر الإصابات مشاهدة ...

ماالذي يسبب شلل إرب ؟

يمكن القول أن طفل أو طفلان في كل ألف طفل يتعرضون إلى إصابة الضفيرة العضدية (شلل إرب) أثناء الولادة .وبالرغم من أن إصابة الضفيرة العضدية (شلل إرب) يمكن أن تحدث في أي وقت إلا أن معظمها يقع أو يحدث أثناء الولادة ، فأثناء توتر ولادة الطفل يعلق كتفه خلف عظمة التصاق العانة (جزء من عظمة الحوض) و يتمدد نتيجة إستمرار الشد للخارج .

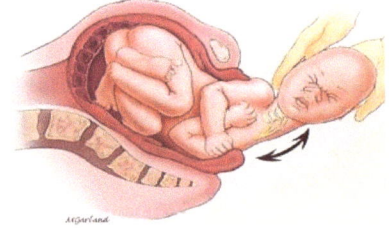

فعندما يعلق الكتف بهذه الطريقة يحدث انضغاط للضفيرة العضدية أو تتمدد أو ربما تتمزق.

فالإصابة يمكن أن تكون لدى مختلف الأطفال وأكثر الأطفال عرضة للإصابة هم أطفال الأوزان الكبيرة ، كما ان الأطفال المولودون بالمقعدة (الطفل المقلوب) معرضون اكثر للإصابة فهذا الوضع يؤدي إلى مط الكتف مما يتسبب في حدوث الأذى بالأعصاب .

هنــــــــاك 4 أنواع لإصابة الضفيرة العضـــــدية :

1-إصابات الضغـــــــط (stretch)

حيث تختلف درجة الإصابة تبعاً لقوة التمدد الحاصل فينتج انضغاط للعصب نتيجة الورم والكدمة الناتجة عن انحباس الكتف . هذا النوع من الإصابات يعتبر الأقل خطورة من الإصابات الأخرى وعادة يتعافى خلال مدة تتراوح سنة إلى سنتين مع استعادة الوظيفة كاملا .

2-إصابات الورم العصبي :(Neuroma)

حيث تؤدي الندبـــه المتشكـــلة إلى الضغـــط على الصعب وهذه الإصابة تستلزم التدخل الجراحي ...

3-إصابات التمزق(Rapture)

وتشمل تمزق العصب في عدة أماكن وتتطلب التدخل الجراحي والعلاج الطبيـعي لاستعادة الوظيفة ...

4- إصابات الخلع (Avulsion) :

حيـث تؤدي إلى سحب الجذور العصبية من النخاع الشوكي وهذا النوع من الإصابة هو أشد أنواع الإصابة خطورة ويحتاج إلى جراحة دقيقة جداً لإسترجاع الوظيفه ..

معظم إصابات الضفيرة العضدية عادة تكون طفيفة وأكثرها يتعافى في مدة تتراوح ما بين 3 – 4 شهور .

والإصابات الشديدة قد تتعافى في فترة تتراوح 18 – 24 شهر .

فالعلاج الطبيعي أثناء هذه الفترة ضروري جدا للمحافظة عل مرونة المفاصل والعضلات ومسار الحركة الطبيعية لكل مفاصل الذراع .

فالتمارين والحركة و إستخدام التـنبيه الكهـربائي _ لم يثبت فعاليته في هذه الإصابة لكن يمكن إستخـدامه للمحافظة على القوة العضلية لدى البالغين

ما هي العلاجات المقاومة للإصابة ؟

من الضروري جدا البدء بالعلاج بأسرع وقت ممكن وذلك من خلال الخبراء بعلاج هذه الإصابات .

فالعلاج المبكر لإصابات الضفيرة العضدية يعطي الفرصة الكبرى للشفاء ويتضمن العلاج الطبيعي والعلاج الوظيفي حيث يلعب العلاج الطبيعي دوراً هاماً في استعادة الحركة والوظيفة الطبيعية للعضو المصاب . ويعمل أيضا على منع التقفعات والتيبسات التي قد تحصل للعضلات والمفاصل والمحافظة عليها مرنة .

ولنـــميز الإصابات عند الأطفـــال ... هناك مستوين لإصابة الضفيـره العضدية فالأذيات التي تصيب الجذور العلوية تسمى:

شلل إرب دوشن Erb and duchenne

والأذيات التي تصيب الجـذور السفـلية تسمى:

شلل كلومبـكه Klumpke

ومن النادر أن تصاب الجذور السفلية بشكل منفرد ففي 88% من الحالات يكون الشلل في الجذور الرقبية من الخامس إلى السابع ... وفي 12% يكون شلل ضفيرة عضدية كامل ... وفي 8% تكون الأذية ثنائية الجانب ...

وضعـــية الطرف المصاب :

وللطرف المصاب شكل نموذجي يعكـس إصابة العضلات الدانية للطرف العلوي حيث تكون الذراع في وضـــعية تدوير بإتجاه الداخل عند مستوى مفصل الكتف ...

السـاعد تكون ممدودة وفي وضعية الكب على مستوى مفصل المرفق ... بحيث تتجه الأصابع المعطوفة بإتجاه الخلف بسبب بسبب ضعف القدرة على بسط المعصم ... وتكون الأصابع في وضعية الإطباق كما في الصورة :

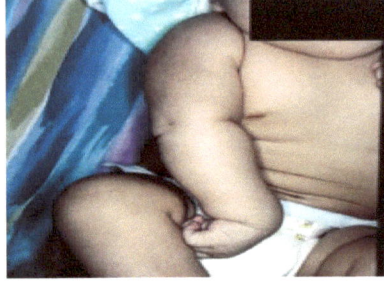

العلاج الطبيعي

إذا كان الطفل لا يستطيع أن يستخدم عضلات ذراعه ويده فهذه العضلات تضمر و ستبقى ضعيفة ،و الذراع قد لا ينمو طبيعيا، وقد تشعر بتصلب في بعض العضلات والمفاصل فبالتالي يصبح الذراع متجمد لعدم حركته ,

فالتمارين الحركية وهي الأهم و التنبيه الكهربائي (ويستخدم فقط في الحالات المتقدمة والمتأخرة) تعمل للمحافظة على مرونة المفاصل والعضلات وتنبيه الأعصاب وعندما تتحسن الأعصاب و تبدأ بالعمل ستكون العضلات والمفاصل جاهزة للعمل أيضا .

هذا يتم بالخطة العلاجية التي يقدمها المعالج الفيزيائي من بداية الإصابة ويقدم للأباء والأمهات الطرق الصحيحة لكيفية استكمال العلاج بالمنزل وذلك باستخدام التمارين العلاجية التي ينصح أخصائيو العلاج الطبيعي عادة بعملها وتطبيقها خلال 3 فترات باليوم ولعدة سنوات .

ومن فوائد تمارين لدى الحركي :

1- زيادة الإحساس و ذلك نتيجة تحسن الوعي الحسي و التوصيل العصبي

2- زيادة القوة العضلية

3- زيادة المرونة للمفاصل ومنع حدوث أي تقفعات ...

تمارين خاصة بشلل إرب ... شلل الظفيرة العضدية :

تطبق جميع التمارين بلطف وحذر شديد ويمكن اختيار الوضع المريح لطفلك سواء كان ظهره او جنبه او جالس.

- قم بتثبيت مفاصل الطفل اثناء اداء التمارين العلاجية بإحدى اليدين واليد الثانية للقيام بالتمارين
- لاحظ اي تعابير على وجه الطفل أثناء التمرينات العلاجية ربما تكون هذه التمارين مؤلمة

وأعطه فترات من الراحة للطفل بين التمارين لكي لايمل وإعدها بوضعيات مختلفة.

- قم بكل حركة من 10 إلى 15 مرة حتى تشعر بمقاومة من الطفل حينها حافظ على الوضع لمدة 30 ثانية .

- لا تضغط عند نهاية الحركة لكي لاتتسبب في عمل شد او إطالة

- يجــــب ان تكون هذه التمارين جزء روتيني من حياتك مثل إرضـــاع الطفل والعناية بنظافته .

- لابد من مراجعة هذه التمارين العلاجية مع اخصائي العلاج الطبيعي كل شهر مرة

او في حالة ان الطفل اظهر انزعاج منها

- قم بالتمارين بجو من المرح وعدم الملل للطفل كإحاطته بألعابه .

التمارين التي ينصح بإتباعها ... :

التمرين الأول :

Shoulder flexion

قم بتثبيت الكتف بأحد اليدين لمنع أي حركة فيه وباليد الأخرى امسك مفصل الرسغ (اليد) كما موضح بالشكل

إبدأ برفع الذراع للأعلى بلطف إلى أن يصبح مستوى اليد أعلى من الرأس مع المحافظة على إستقامة مفصل المرفق .

ثم قم بإنزال الذراع لأسفل بلطف وكرر هذه الحركة 10 مرات .

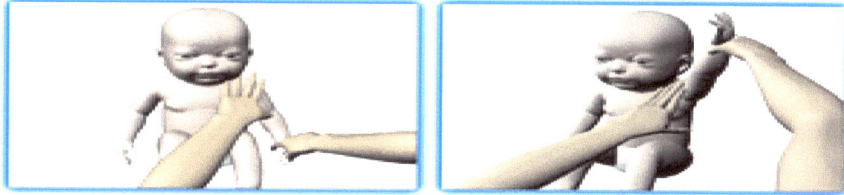

SHOULDER FLEXION

التمرين الثاني :

Shoulder abduction

قم بتثبيت مفصل الكتف بأحد اليدين لمنع أي حركة فيه وباليد الأخرى إمسك الذراع أعلى من مفصل الرسغ كما في الشكل .

وإبدأ بسحب الذراع بعيدا عن الجسم حتى تصل إلى زاوية 90 درجة مع ملاحظة إتجاه الإبهام للأعلى .

ثم أعد الذراع إلى مكانه الطبيعي ملاصقاً للجسم .

وكرر هذا التمرين 10 مرات .

SHOULDER ABDUCTION

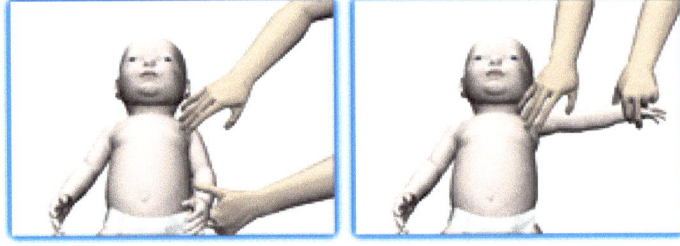

التمرين الثالث :

Shoulder rotation

قم بتثبيت الكتف بأحد اليدين لمنع أي حركة فيه وباليد الأخرى إمسك الذراع عند مفصل الرسغ (اليد) كما في الشكل .

هذه الحركة للقيام بدوران مفصل الكتف : حيث نقوم بحركة دائريه تبدأ من أعلى وتنتهي على صدر الطفل .

ثم نعود بحركة عكسية إلى أن تصل إلى الوضع البدائي , كرر هذا التمرين 10 مرات

SHOULDER ROTATION

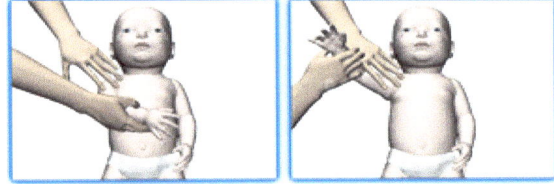

التمرين الرابع :

Forearm supination and pronation

قم بتثبيت الذراع من جهة العضد لمنع أي حركة فيه وباليد الأخرى إمسك يد الرضيع كما في الشكل .

قم بلف اليد لتصبح راحة الكف متجهه أعلى قم لف اليد لأسفل لتصبح راحة الكف متجهه للأسفل .

كرر التمرين 10 مرات

FOREARM SUPINATION AND PRONATION

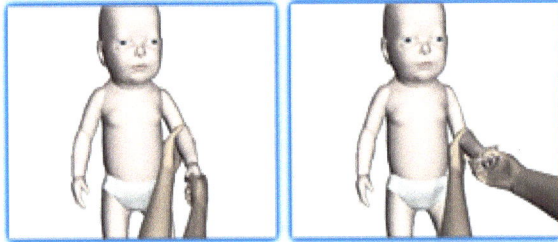

التمرين الخامس :

Elbow flexion and extention

قم بتثبيت الذراع بأحد اليدين لمنع أي حركة بالكتف وباليد الأخرى إمسك مفصل الرسغ (اليد) كما في الشكل .

ثم إبدأ بثني الذراع للنهاية وبلطف ثم مد الذراع لوضع البدايه .

كرر التمرين 10 مرات .

ELBOW FLEXION AND EXTENSION

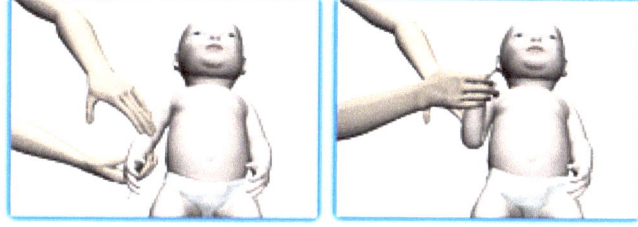

التمرين السادس :

Wrist abduction and adduction

قم بتثبيت الذراع بأحد اليدين وباليد الأخرى إمسك بيد الطفل كما في الشكل .

حرك مفصل الرسغ (اليد) للجانبين اليمين واليسار .

كذلك قم بعمل تمرين آخر بنفس الوضع السابق حيث نقوم بتحريك مفصل الرسغ للأعلى والأسفل .

كرر التمرين 10 مرات

WRIST ABDUCTION AND ADDUCTION

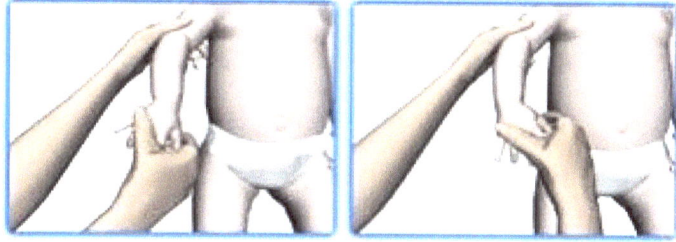

التمرين السابع :

Finger flexion and extention

قم بتثبيت مفصل الرسغ (اليد) بأحد اليدين وباليد الأخرى إمسك أصابع الطفل كما في الشكل .

قم بعمل حركة ثني ومد للأصابع .

كرر التمرين 10 مرات

FINGER FLEXION AND EXTENSION

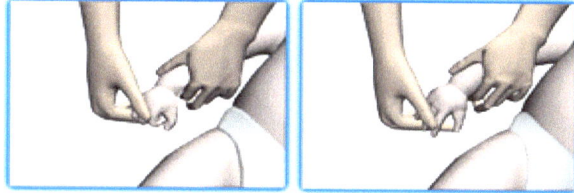

التمرين الثامن :

إمسك بيد الطفل مستقيمة مع المحافظة على راحة الكف مفتوحة قم بعمل حركة تباعد للأصابع ثم قم بضمهم مرة أخرى .

وبهـــذه التمرين وبإستمراريتها والمحافظة على تكرارها من قبل الأهل بمتابعة المعالج الفيزيائي نتوصل إلى نتائج بإذن الله ...